AF611852

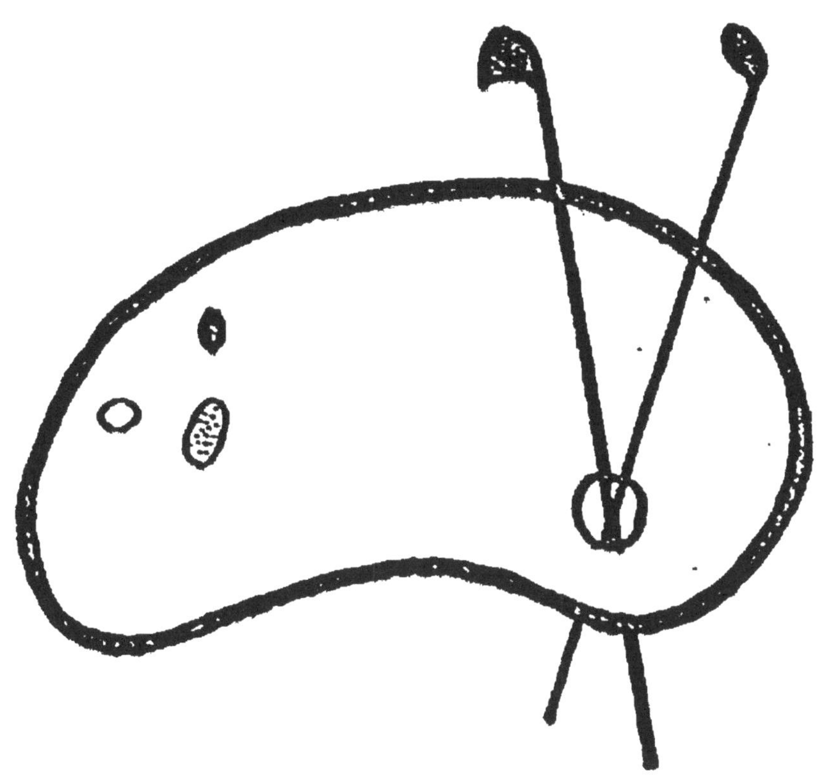

LA SANTÉ PUBLIQUE

HYGIÈNE

ET

MÉDECINE DES FAMILLES

LETTRE

A Monsieur le Président de l'Académie de Médecine de Paris

PAR

E. BARRIER

A PARIS
CHEZ M. E. CRETTÉ, LIBRAIRE, GALERIE VÉRO-DODAT
A COURVILLE
CHEZ M. BAUDET-MOREAU, LIBRAIRE

1882

DU MÊME AUTEUR :

L'AGRICULTURE EN FRANCE & EN AMÉRIQUE

Prix : 1 fr.

LES TRAITÉS DE COMMERCE

ÉTUDE ÉCONOMICO-FANTAISISTE, EN VERS

ET LETTRES SUR L'AGRICULTURE

Prix : 1 fr.

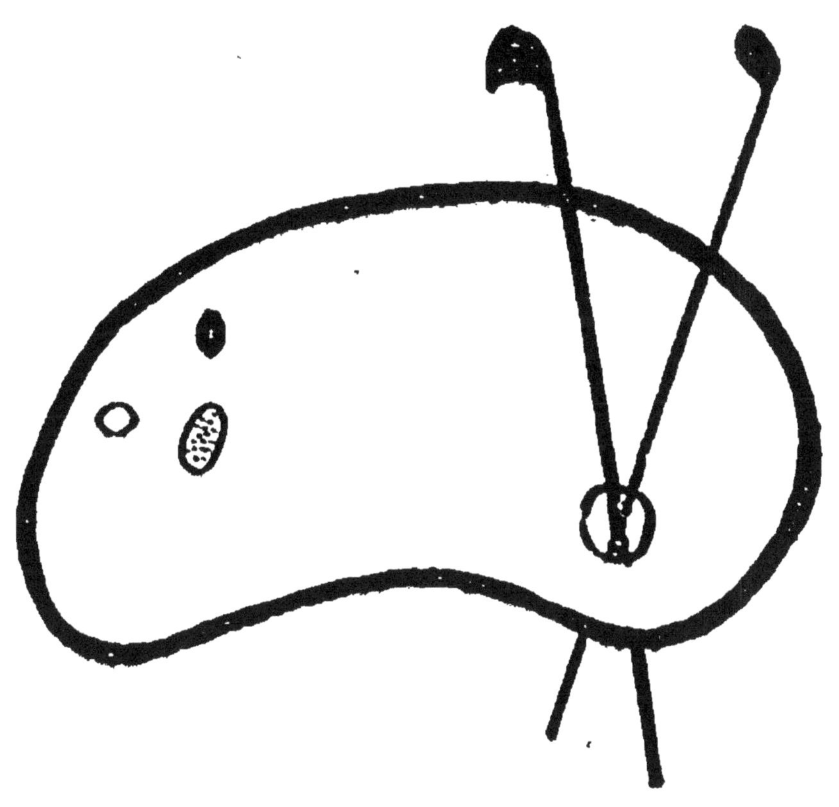

FIN D'UNE SERIE DE DOCUMENTS
EN COULEUR

LA SANTÉ PUBLIQUE

HYGIÈNE

ET

MÉDECINE DES FAMILLES

A Monsieur le Président de l'Académie de médecine de Paris (1).

MONSIEUR LE PRÉSIDENT,

Dans la liste des prix proposés par l'Académie en 1882, je lis :

« *Prix Desportes.* Ce prix sera décerné à l'auteur du meilleur travail de thérapeutique pratique.

» Des récompenses pourront, en outre, être accordées à l'auteur ou aux auteurs de travaux de même nature. »

J'ai l'honneur, Monsieur, d'y concourir, quoique je ne sois pas dans les conditions du programme, n'ayant pas de travail à vous communiquer; il s'agit tout simplement d'une tisane, mais elle possède de si grandes propriétés

(1) Reproduction autorisée.

que seule elle forme un traité de thérapeutique pratique... en action, si je puis m'exprimer ainsi.

Dans l'intérêt général, je cherche toutes les occasions d'en répandre la formule, et je saisis ce prétexte pour la présenter à notre savante Académie, dont elle mérite la bienveillante attention.

Elle se compose de *sanicle, argentine, lierre terrestre, aigremoine, fenouil* ou *anis, petite centaurée* pour les hommes; de l'*armoise commune* en plus pour les femmes.

Ces plantes ont eu la vogue jadis et pendant de longues années; elles sont maintenant bien délaissées; cet abandon s'explique : lorsqu'elles sont isolées, leur action est relativement faible, lente; mais l'union fait la force : douées de propriétés différentes, leurs effets combinés, agissant simultanément sur tout l'organisme, sont puissants, extraordinaires, invraisemblables; la pratique seule peut en donner une idée.

Cette tisane est *préventive*, chose rare en médecine :

Employée dans la période de transition qui précède, en général, les plus graves maladies, elle empêche les germes morbides de se développer, les détruit et rétablit l'équilibre.

Apéritive au suprême degré, elle triomphe promptement des premières atteintes d'anémie par l'appétit persistant qu'elle procure, par son action dépurative, stimulante, tonique, reconstituante sur le sang.

Et dans les anémies chroniques, en alternant avec des vins fortifiants à dose modérée, ou bien avec de l'huile de foie de morue pure ou mélangée de sirop antiscorbutique, on obtient les meilleurs résultats.

Diurétique sans égale, c'est par l'urine qu'elle élimine les principes des maladies.

Elle est *vulnéraire, détersive*, le fenouil ou l'anis la

rend *stomachique*, et les principes amers de ses plantes en font un très bon *vermifuge*.

Elle est *sudorifique* et plus fortement dépurative en y ajoutant ou bardane, ou fumeterre, ou pensée sauvage, ou saponaire, etc.

Avec la *petite centaurée* à dose plus forte, elle devient un *fébrifuge* énergique aussi sûr que le sulfate de quinine, et elle n'en a pas les inconvénients.

Comme *révulsif* interne, on ne trouvera jamais meilleur:

L'effet qu'elle produit sur le sang étant instantané, très énergique, elle agit avec efficacité dans les méningites, congestions....., lorsque le mal permet de l'utiliser; employée à temps, elle les prévient.

Les rhumes, bronchites, maux de gorge, etc., traités à leur début, disparaissent de suite. Et lorsqu'ils sont anciens, s'ils peuvent être amendés, avec de la persévérance on y arrive.

Elle annule, dans bien des cas où la médecine est impuissante, les conséquences si souvent funestes d'un refroidissement.

L'ayant vue triompher des premières atteintes d'une diphtérie (par contagion), je l'emploierais avec confiance contre le croup en doublant la dose de sanicle et d'argentine.

En peu de temps *elle guérit la coqueluche!...*

Je ne serais pas surpris qu'elle eût de l'influence sur l'asthme.

Elle est efficace dans la diarrhée, les flux de toute espèce, dans les maladies des reins, du foie, de la vessie, rétention d'urine, gravelle, etc.

Dans nombre de maladies chroniques elle serait pour la médecine un excellent auxiliaire, et dans les convalescences les rechutes seraient plus rares, les forces reviendraient plus vite.

A la chirurgie aussi elle prêterait un utile concours : en assainissant, tonifiant le sang, chassant la fièvre, elle augmenterait les chances de réussite des opérations et prémunirait contre leurs suites.

Dans les maladies occasionnant des souffrances aiguës, panaris, abcès, fluxions, etc., elle éloigne la fièvre, maintient l'appétit, soutient le moral.

Elle est *calmante, narcotique* autant que possible, et au degré voulu ; à l'opposé de la morphine et de ses similaires, elle est inoffensive.

En procurant un sommeil réparateur, sans réaction au réveil, elle atténue les tristes effets des maladies nerveuses, et peut-être allégerait-elle les souffrances étranges de malheureuses hystériques !

Ce qu'il y a de certain, c'est que bien des névralgies rebelles ne lui résistent pas.

Je pense qu'elle rendrait encore de grands services dans le traitement de certaines maladies mentales, surtout chez les femmes. En tout cas son emploi est sans inconvénient, elle peut produire beaucoup de bien, mais ne provoque jamais de mal.

C'est un *emménagogue* actif et très doux, nullement dangereux (voir plus loin l'article relatif à l'armoise signé Docteur A. Héraud), précieux dans toutes les maladies des femmes.

Pour aider à la formation des jeunes filles et pour remédier aux souffrances de l'âge critique, elle est incomparable.

Quoique très fortifiante, elle n'apporte jamais de troubles dans l'économie, et par son action salutaire, naturelle sur le sang, elle convient aussi bien aux vieillards dont les organes affaiblis refusent toute médication, qu'aux petits enfants qui n'ont qu'un remède lorsqu'ils sont malades, le lait de leur nourrice. La tisane serait en surcroît :

Ses principes toniques, calmants, carminatifs, etc., leur seraient communiqués soit par le lait de la nourrice, soit directement par cuillerées, selon l'avis du docteur. Elle calmerait les coliques ou tranchées qui les font tant souffrir, serait un préservatif des convulsions, et ferait disparaitre, sans inconvénient, le cas échéant, les croûtes de lait, désespoir des mères, qui durent parfois si longtemps.

Dans toutes leurs indispositions les bébés se trouveraient bien de son usage, et de sérieuses maladies seraient évitées.

Le fenouil ou l'anis donne encore au mélange le privilège « d'augmenter sensiblement le lait des nourrices et d'en faciliter la digestion chez les enfants. »

Quant aux enfants élevés au biberon, leur mortalité est si grande que c'est une vraie calamité publique s'imposant à l'attention de nos législateurs.

Pour ces pauvres enfants notre tisane serait un bienfait : ma conviction est basée sur un fait récent ; l'essai est facile à tenter ; ces intérêts ont trop d'importance et sont trop mal défendus pour qu'on néglige la moindre chance de les protéger.

Tant de choses obtenues par une tisane..... Et les sourires ironiques ne manqueront pas d'accueillir mon exposé.

La raison de son efficacité, c'est que, par son influence sur le sang, elle attaque toujours le mal par la cause pour détruire les effets.

II.

Les laborieuses investigations de nos savants, les Pasteur, les Davaine, etc., ont démontré que toutes les maladies avaient pour cause des corps microscopiques dans le sang, « dans les cellules animales et dans les tissus. »

Il ressort de là que nos plus graves maladies, celles qui exercent tant de ravages, les fièvres muqueuse, typhoïde, cérébrale, etc., n'engendrent pas la décomposition du sang; c'est celle-ci qui leur donne naissance, qui est la cause; elles ne sont que les effets.

Par son action directe, immédiate sur le sang, cette tisane, je le répète, possède la propriété de détruire les ferments, de les expulser par l'urine avant qu'ils aient produit des effets pernicieux.

Et cette terrible fièvre jaune, qui a fait au Sénégal tant de glorieuses victimes, ne doit pas être une exception à la règle.

La science n'a pas de moyens préventifs, elle est désarmée avant les premières atteintes du mal, et lorsque celui-ci est déclaré, qu'on administre le sulfate de quinine, il est trop tard hélas !

Ces moyens préventifs, la tisane les possède, elle est hygiénique par excellence, son emploi comblerait une lacune dans la thérapeutique, et cette lacune est importante !...

Elle devient curative lorsque la période de l'hygiène est passée : où le sulfate de quinine qui ne traite que les effets est impuissant, l'autre, qui triomphe des effets par la cause, sera peut-être victorieuse... (1).

(1) Je voulais soumettre ces considérations à l'honorable M. Gougeard, ministre de la marine, dont l'éloquent appel a trouvé de l'écho partout. Il est trop tard !...

Cette fièvre a disparu. Dieu merci ! Mais on pourrait se préparer pour des expériences lorsqu'elle se montrera au Sénégal ou ailleurs.

III.

Si elle obtient, avec ou sans prix, la mention dont elle est digne à tant de titres, je dirai comment cette recette précieuse, qui a guéri ou soulagé des milliers de malades, est parvenue à ma connaissance au moment où elle allait être perdue à jamais, et je paierai une dette de reconnaissance en publiant le nom de l'honorable praticien campagnard qui l'a employée avec tant de succès pendant cinquante ans au moins.

Mort à la peine, sans successeur, il n'avait pour héritiers de la brillante fortune acquise par son travail, son expérience et sa réputation, qu'une sœur, plus âgée encore, très souffrante, qui lui avait été toute dévouée, et des neveux ne sachant ni lire ni écrire.

Le neveu qu'il avait élevé et fait instruire, dans l'intention de lui céder sa clientèle et son secret, est mort par accident à dix-huit ans, à la veille de commencer ses études médicales.

Etant aujourd'hui le seul possesseur de ce secret, en état de le divulguer, avec le bien que cette tisane a fait à ma famille et à moi, avec la confiance qu'elle m'inspire, c'est une obligation, c'est un devoir pour nous d'essayer d'en faire profiter les autres, et ce devoir, je veux le remplir jusqu'au bout.

On peut récolter soi-même ces plantes qui sont communes dans nos contrées; on les trouve à bas prix chez les pharmaciens et herboristes : pour un franc cinquante, chaque famille peut avoir en réserve le moyen de remédier aux indispositions ordinaires et de parer à toutes les éventualités en attendant l'arrivée du médecin, si c'est nécessaire.

Celui-ci demeure souvent très loin des villages, ses visites coûtent cher, les médicaments aussi : on attend, et le mal fait des progrès.

Pour les habitants des campagnes surtout, ce remède serait d'une grande utilité.

Avec huit ou dix francs de simples, une personne charitable serait la Providence des enfants, de tous, dans le village, pendant un an ou deux.

Elle le deviendrait avec de la bonne volonté seulement si l'instituteur et l'institutrice allaient faire la récolte de ces plantes (1) avec les élèves. leur donnant ainsi des leçons de botanique médicale qui ne s'effaceraient jamais de la mémoire.

C'est aux paysans et aux pauvres gens que je pense en publiant ce mode d'hygiène et de médecine à bon marché, qui guérit.

Je pense aussi et je m'adresse à toutes les mères de famille qui peuvent, avec cette tisane, devenir, dans la plupart des cas, le médecin de leurs enfants et de leurs proches.

Qu'elles essaient, timidement d'abord, la confiance suivra de près, et la hardiesse viendra avec le succès; elles éprouveront une grande satisfaction, leur rôle se complétera, et leur prestige augmentera encore.

(1) Les feuilles doivent se récolter peu de temps avant la floraison; on doit les faire sécher à l'ombre en évitant l'humidité. Lorsqu'elles sont emmaganisées bien sèches, elles conservent quinze ans au moins leurs propriétés.

IV.

Entre toutes les nations civilisées, la France a le triste privilège de fournir le plus de victimes à la mort prématurée (1).

Quel en est le motif? L'ignorance de l'hygiène.

Ce n'est que par les instituteurs primaires, avec des leçons d'hygiène plus sérieuses et attrayantes, qu'on finira par vaincre cette négligence désastreuse.

Cette tisane, répandue par eux dans les villes et les campagnes, aiderait à conserver de précieuses existences.

Les maladies, le plus souvent, deviennent chroniques: 1° par des indispositions négligées; 2° par une médication erronée.

(1) « L'aggravation de la mortalité de nos jeunes hommes de 20 à 25 ans, manifestement anormale, ne se rencontre guère que dans notre pays; de telle sorte que dans notre pays seulement se rencontre ce phénomène paradoxal, qu'un jeune homme de 22 ans court plus de risques de mourir qu'un homme de 40 ans! La part prélevée annuellement par la mort prématurée, sur nos jeunes hommes de 15 à 35 ans, est en réalité de 52,000 environ; elle n'est que de 42,000 dans les pays voisins. Ainsi, à cet âge précieux, il y a environ chaque année 10,000 décès que ne justifient ni la biologie, ni l'observation des autres pays. »

Jusqu'à l'âge de 50 ans, la mort prélève en trop sur notre France un tribut annuel de près de 50,000 personnes.

(*Démographie figurée de la France, etc. — Mortalité pour la France entière comparée aux pays étrangers*, par le Dr Bertillon.)

Lorsque dans chaque famille on connaîtra un remède excellent, peu coûteux, le premier cas sera beaucoup plus rare; avec lui, nulle erreur de diagnostic ou de médication n'est à craindre : chaque organe reçoit sa part de bien-être, et celui affecté plus que les autres par la dose plus forte de la plante qui lui est propre.

Ce système n'est pas compliqué, il est primitif, je l'admets, mais il est aussi efficace que simple; plus loin, Monsieur, vous en aurez des preuves.

Si le sang, arbitre de la santé, était au préalable assaini, les graves maladies deviendraient moins fréquentes, et elles perdraient de leur gravité.

Ordinairement les maladies sont d'autant plus sérieuses qu'elles mettent plus de temps à se déclarer : en attendant ce moment, la médecine perd un temps précieux que la tisane emploie avec succès.

L'alliance féconde des plantes qui la composent ouvrira, je l'espère, à la médecine et à la chimie un nouveau champ d'expériences : une veine fructueuse sera exploitée, et l'art de guérir, dont les progrès ne sont pas en rapport avec ceux de la destruction, fera une bonne marche en avant.

Tout se tient dans la nature : les plantes tirent leurs principes du climat et du sol; nos organes ayant des rapports indirects et directs avec le sol et le climat, les propriétés de ces plantes conviennent mieux à notre tempérament que celles des plantes similaires de l'autre monde, comme celles-ci doivent être plus efficaces là-bas que les nôtres.

Aux habitants des pays chauds il faut des médicaments ardents comme l'épice de leurs mets; à ceux des climats tempérés, une médication moins active.

Mieux vaudrait donc couper nos fièvres avec nos fébrifuges, qui ne laissent aucune trace fâcheuse, qu'avec la quinine qui désorganise l'estomac; et mauvais estomac, mauvaise tête, dit le proverbe.

Mieux vaudrait aussi revenir à nos toniques amers, les maladies nerveuses seraient moins fréquentes! La santé publique se trouverait bien qu'on les utilisât concurremment avec le fer dont on use et abuse tant, et que beaucoup de personnes ne peuvent supporter (une grande partie de la progéniture des innombrables ferrés ne se trouvera-t-elle pas dans ce cas?), en concurrence aussi avec le quinquina qui échauffe souvent le sang outre mesure et qui ne convient pas non plus à tout le monde.

Pour étudier et traiter sous tous ses aspects le sujet important qui m'occupe, il faudrait la science au service de l'idée, de la foi.....

Je n'ai que mon expérience chèrement achetée, que je serais heureux de voir servir à l'intérêt général, et ma conviction acquise par mes observations pendant sept ans, et mes épreuves particulières depuis dix mois.

La partie essentielle et la plus épineuse du but que je poursuis serait atteinte, si je pouvais mettre ma cause dans les mains de savants expérimentateurs disposant d'une nombreuse clientèle.

Pour ce, j'ose faire appel à MM. les Directeurs d'établissements charitables ayant des pensionnaires à demeure : hospices, asiles, pénitenciers, etc. Puissé-je être entendu!

V.

FORMULES.

Pour femmes et grandes jeunes filles :

Sanicle, une forte pincée (de 3 gr. 1/2 à 4 gr.).
Argentine, Id. Id.
Aigremoine, Id. Id.
Lierre terrestre, Id. Id.
Armoise commune, Id. Id.

Pour femmes âgées, femmes enceintes, nourrices :

Mettre *Armoise*, 1 à 2 grammes seulement.

Pour petites filles de 8 à 13 ans :

2 grammes 1/2 à 3 grammes (selon l'âge) des quatre premières plantes, 1 gramme 1/2 à 2 grammes d'*armoise*.

Pour bébés :

1 gramme 1/2 à 2 grammes des quatre premières, 1 gramme d'*armoise*.

Pour hommes et petits garçons :

Supprimer l'*armoise* et proportionner de même les autres plantes.

Pour les maladies d'estomac :

(Mauvaises digestions, gaz, manque d'appétit, etc.,

Ajouter : *fenouil doux,* tiges coupées, feuilles et fleurs, si c'est possible, 2 à 4 grammes.

Sinon, *anis,* graines, une prise, 1/2 gr. à 1 gramme.

(*Le fenouil est préférable.*)

Lorsqu'il y a de la fièvre : *petite centaurée,* 1/2 gramme à 2 ou 3 grammes, selon l'âge et le degré de fièvre.

Mettre dans un litre d'eau froide et faire bouillir quatre à cinq minutes pour grandes personnes, trois minutes pour les enfants.

Passer.

Prendre tiède ou froide, sucrée ou non, un verre le matin, un verre le soir pour les grandes personnes (ou deux verres en trois fois), une demi-heure avant le repas ou deux heures après; par demi-verre ou quart de verre, trois ou quatre fois par jour pour les enfants et les malades faibles; par cuillerées pour les petits enfants.

Lorsqu'il faut agir avec énergie pour détourner une maladie qui commence, en prendre deux ou trois fois plus en vingt-quatre heures.

La *sanicle* est employée pour les maladies occasionnées par le sang.

L'*argentine*, pour les affections des voies urinaires.

Le *lierre terrestre*, pour les affections de poitrine, des voies respiratoires.

L'*aigremoine*, tonique, astringente, a plus d'action sur le système nerveux.

L'*armoise* a sa spécialité.

Il faut augmenter de moitié au moins la dose de la plante affectée à la maladie qu'on traite.

Comme calmant, narcotique, ajouter :

Tussilage commun ou *pas d'âne (feuille)*, de la grandeur d'une ou deux pièces de 5 fr. (argent) pour commencer, et augmenter la dose si besoin est.

Maintenir le corps libre.

S'il y a constipation, ajouter une fois sur trois une petite pincée de *fleurs de sureau*.

Si cela ne suffit pas, il faut avoir recours aux lavements à l'eau de son ; sinon prendre, à jeun, une verre d'une infusion de son (laisser infuser huit à dix minutes et sucrer légèrement si l'on veut) ; ou bien de la graine de lin (Tarin) par demi-cuillerée, une ou deux fois par jour pendant plusieurs jours, mais dans ce cas suspendre la tisane.

Dans le traitement de l'anémie, de la jaunisse, de la diarrhée, des engorgements du foie, de la rate, mettre une fois sur deux de la *petite centaurée* (1 à 2 gr.).

Dans les maux de gorge, méningite, coup de sang ou congestion, fluxion, etc., pour commencer, doubler la dose de sanicle et d'argentine.

Ces plantes forment la base de la médication, mais on peut en ajouter d'autres suivant les cas :

La *saponaire*, pour les affections dartreuses.

La *fumeterre*, qui est tonique, fondante, dépurative et légèrement vermifuge, pour les maladies scrofuleuses et scorbutiques, et pour faire disparaitre les croûtes de lait chez les enfants (1 à 2 grammes ou 4 à 5 grammes pour les nourrices).

La *bardane*, pour les maladies chroniques de la peau, la goutte et les rhumatismes.

La *tanaisie*, comme vermifuge plus énergique.

L'ortie blanche, pour les flueurs blanches, etc., etc.

Toutes les maladies peuvent être traitées par cette tisane en ajoutant la plante qui leur convient.

Pour arrêter les *érysipèles*, à l'intérieur, la tisane avec une dose plus forte de *sanicle* (5 à 6 grammes); à l'extérieur appliquer un cataplasme composé de fleurs de *sureau* et une feuille de *molène* (bouillon blanc), bouillies dans du lait; le maintenir humide en l'arrosant avec du lait bouilli, et le changer plusieurs fois par jour.

On empêche les vomissements en mettant en plus une pincée de *millefeuille*.

Pour les *furoncles* ou *clous, anthrax simples, abcès*, etc., assainir le sang avec la tisane contenant en plus de la fumeterre, et se servir de l'onguent du docteur Girouard père (pharmacie Gilbert, à Chartres).

Les personnes atteintes de maladies de peau devront, dans tous les cas, mettre une pincée (2 à 4 grammes) ou de saponaire, ou de fumeterre, ou de bardane, en alternant.

Pour les indispositions, ne cesser la tisane qu'après la guérison complète; pour les maladies chroniques, en prendre pendant un mois sans interruption, se reposer trois ou quatre jours, coïncidant avec l'époque chez les femmes (en général il ne faut prendre aucun remède dans ces moments-là; dans les cas urgents une exception peut être faite en faveur de la tisane, à cause de sa composition).

Continuer ainsi.

Quand il y a du mieux, avant de suspendre le traitement, le suivre cinq à six jours et se reposer huit ou dix jours pendant quelque temps.

Lorsqu'il y a des fatigues d'estomac, diminuer la dose de tisane.

Le laitage nuit à son action; en prendre modérément (les petits enfants exceptés, bien entendu) pendant le traitement et mettre une heure d'intervalle entre la tisane et le repas composé de lait.

VI.

Afin de bien connaitre les plantes dont je parle, et pour me renseigner sur les propriétés médicales qui leur sont attribuées, j'ai consulté plusieurs bons ouvrages (1), et voici le résultat de mes recherches :

Sanicle : Plante des bois, lieux couverts, à fleurs blanches ou rosées; elle est amère, astringente, détersive, vulnéraire.

(1) *Méthode,* de Dubois et Boitard. — *Guide du Botaniste,* de Germain de Saint-Pierre. — *Les Remèdes des champs,* par le docteur A. Saffray, à l'usage des instituteurs, des ecclésiastiques et de tous ceux qui donnent leurs soins aux malades, ouvrage couronné par la Société libre d'instruction et d'éducation populaire (librairie Hachette et Cie), 2 volumes à 50 cent. — *La Botanique à la campagne,* par Ed. Grimaud. — *Nouveau dictionnaire des plantes médicinales,* par le docteur A. Héraud, professeur d'histoire naturelle à l'Ecole de médecine navale de Toulon (librairie Baillière et fils). — *Nouveau manuel de l'herboriste,* par H. Béclu. — *Dictionnaire de la conversation et de la lecture,* seconde édition.

Ce mot, tiré du latin *sanare,* guérir, indique la grande confiance qu'inspirait cette plante pour le traitement des contusions et des fractures, ainsi que le rappelle ce vieux dicton :

Avec la bugle et la sanicle,
On fait au chirurgien la nique.

Argentine ou *potentille anserine.* Son nom lui vient de la couleur blanche soyeuse du duvet qui recouvre la partie inférieure des feuilles.

Ses fleurs, en mai, octobre, sont assez grandes et d'un beau jaune. Elle pousse dans les pelouses humides, aux bords des chemins.

Quant à ses propriétés médicales, à peine s'il en est question dans les livres : « Ses feuilles sont légèrement astringentes. »

Pourtant elle doit avoir dans le mélange un rôle actif comme diurétique.

Lierre terrestre ou *herbe Saint-Jean.* Tiges de trois à cinq décimètres, grêles, souvent couchées, à rejets rampants, plus ou moins velues, feuilles dentées, arrondies, les supérieures en cœur, fleurs bleuâtres ou rosées, en mai-juin.

Cette herbe, à odeur pénétrante, aromatique, à la saveur balsamique, amère et un peu âcre, se trouve dans les endroits frais et ombragés, prés, bois, au pied des murs, des haies.

« Elle exerce spécialement son influence sur les organes de la respiration, et on l'emploie avec avantage dans les maladies chroniques de la poitrine (1); » dans le traitement des inflammations pulmonaires.

(1) *Les Remèdes des champs.*

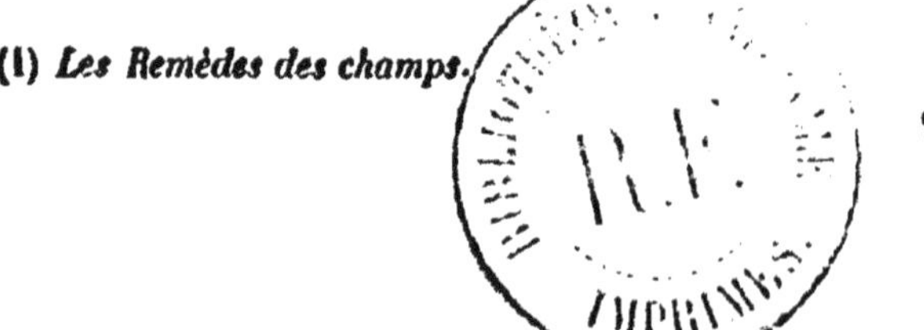

« *Fenouil officinal* ou *fenouil doux*, mot dérivé de *fœnum*, foin, à cause de la ressemblance de l'odeur des deux herbes lorsqu'elles sont fauchées et qu'elles se dessèchent au soleil.

« C'est une plante herbacée d'ornement qui s'élève dans nos jardins à un ou deux mètres, et dont la tige est d'un vert glauque magnifique, surtout dans sa partie supérieure qui devient rameuse et s'étale en buissons à partir de quelque distance du sol.

» La fleur, qui parait en juillet-août, est d'un beau jaune orangé clair, et répand à une grande distance une odeur agréable.

» Le fenouil est bisannuel, mais on peut le conserver aussi longtemps qu'on le désire, en coupant soigneusement les fleurs au fur et à mesure qu'elles paraissent.

» Les anciens en faisaient beaucoup de cas : outre qu'ils s'en servaient comme aliment propre à augmenter les forces du corps, ils l'employaient en médecine comme médicament. Sa racine était autrefois une des cinq racines apéritives, et ses semences, une des quatre semences chaudes majeures.

» On faisait entrer le fenouil dans plusieurs médicaments spéciaux. On fait avec sa graine un vin aromatique très préconisé dans certaines maladies. L'eau distillée du fenouil entre dans la composition de plusieurs collyres résolutifs. Dans le Midi de la France, sa graine se vend aux confiseurs, qui en font de petites dragées d'un goût anisé très agréable. Les Allemands la réduisent en poudre et s'en servent en guise de poivre pour assaisonner quantité de mets et donner au pain un parfum qui ouvre l'appétit. A Paris, les confiseurs remplacent dans beaucoup de préparations l'angélique par les tiges tendres du fenouil, et les font également confire dans le sucre en forme de bâton.

» Les Romains aimaient tant l'odeur du fenouil qu'ils s'en couronnaient dans les festins.

» Ce sont eux, sans doute, qui ont laissé en France, dans les pays qui avoisinent les ports de mer, l'usage d'envelopper de feuilles de fenouil beurrées certains poissons, tels que le maquereau et l'esturgeon, pour les faire cuire sur le gril. Cette préparation ajoute singulièrement au goût de ces poissons, et les amateurs de bonne chère ne sauraient les dédaigner.

» On rôtit de la même manière les cailles et les perdreaux (1). »

« Le *fenouil officinal*, diminutif du mot latin *fœnum*, foin, allusion à la finesse de ses feuilles, était connu et fort usité chez les anciens, qui lui attribuaient une grande efficacité contre une foule de maladies, et en particulier contre la rage. Aujourd'hui la racine est regardée comme apéritive.

» Ses fruits contiennent une huile essentielle aromatique qui les fait employer en médecine comme stimulants (2). »

« Le *fenouil* s'accommode de tous les terrains, et de préférence d'une terre chaude et légère. Il se ressème de lui-même.

» Toutes ses parties exhalent une odeur agréable; ses fruits ont les mêmes propriétés et les mêmes usages que ceux de l'anis, c'est-à-dire qu'ils sont carminatifs, stomachiques, apéritifs, emménagogues. Ils passent pour augmenter le lait des nourrices. On les applique en cataplasme sur les tumeurs indolentes ou les engorgements atoniques pour en opérer la résolution. Les racines sont diurétiques.

(1) Jules SAINT-AMOUR, *Dictionnaire de la conversation et de la lecture*.

(2) *La Botanique à la campagne.*

En Italie, on mange le fenouil soit cru, soit en salade, soit cuit dans les potages (1). »

Anis. La semence seule de l'anis est employée en médecine.

« Elle est réputée carminative, stomachique et apéritive; par conséquent elle échauffe un peu, réveille faiblement les forces vitales, favorise la digestion lorsque l'estomac est faible; ses propriétés les plus certaines sont d'augmenter sensiblement chez les nourrices, et les femelles des animaux, la quantité de lait qui leur est nécessaire et dont cette semence facilite en même temps la digestion chez les enfants. On l'emploie aussi pour aider l'expectoration des matières muqueuses dans l'asthme humide et dans la toux catarrhale ancienne; et sous forme de cataplasme elle peut contribuer à la résolution des humeurs inflammatoires (2). »

« Les vertus du *fenouil* et de l'*anis* sont les mêmes. Il n'y a pas, dans la médecine domestique, de remède plus efficace contre l'atonie de l'appareil digestif, les flatulences. On les emploie journellement pour combattre les coliques venteuses, et l'ensemble de symptômes pénibles qui accompagnent la dyspepsie, maladie dans laquelle l'estomac et les intestins, devenus paresseux, accomplissent lentement et imparfaitement leurs fonctions, d'où résultent, au bout de peu de temps, des désordres graves, faiblesse générale, maux de tête, tristesse et dégoût des aliments (3). »

Aigremoine, « *agrimonia,* altération d'un mot grec

(1) *Nouveau dictionnaire des plantes médicinales.*
(2) *Dictionnaire de la conversation et de la lecture.*
(3) *Les Remèdes des champs.*

signifiant taie de l'œil, par allusion à certaines propriétés médicales attribuées à cette plante. Elle est amère, astringente, légèrement aromatique, vulnéraire et tonique. »

Armoise commune. Herbe, couronne, fleur et ceinture de Saint-Jean, *Artemisia*, dédiée à Diane Artemisia, patronne des vierges, par allusion à certaines propriétés médicales.

Cette plante, herbacée, vivace, haute d'un mètre, à feuilles ovales d'un vert foncé en dessus, blanches et cotonneuses en dessous, à fleurs rougeâtres ou jaunâtres (juillet-septembre), se trouve dans les terrains incultes, les ruines, les lieux arides.

C'est un tonique de premier ordre, fébrifuge, vermifuge et emménagogue.

« Comme toutes les plantes amères et aromatiques, c'est un tonique, un excitant, un antispasmodique, dont l'action élective se porte sur l'utérus. Aussi est-ce un emménagogue populaire qui réussit lorsque le retard ou la disparition des règles dépendent d'un état atonique ou nerveux, et qu'on l'emploie à des doses un peu élevées. On l'a également préconisée dans l'hystérie, les vomissements spasmodiques, les coliques flatulentes. On l'a même vantée contre la chorée, l'épilepsie (poudre de Bresler) ; elle est authelmintique (1). »

Petite centaurée, appelée aussi herbe au Centaure, herbe à la fièvre, etc., est une plante annuelle, à petites fleurs roses, de juin à septembre, assez commune dans les bois, les prés, les terres sablonneuses.

(1) *Nouveau dictionnaire des plantes médicinales*.

« La petite centaurée, de la même famille que la gentiane, s'en rapproche beaucoup par ses propriétés (1). »

Donc énumérer les qualités de l'une, c'est faire connaître les qualités de l'autre.

« Vous entendrez dire que la gentiane est utile dans la dyspepsie, les flatuosités, la diarrhée, les scrofules, la jaunisse, le scorbut, la goutte, les fièvres intermittentes. Cela est très vrai.

» Son effet consiste simplement à produire dans les organes une modification qui les rend capables de résister à l'influence de la maladie et de rejeter, s'il y a lieu, les principes étrangers dont la présence troublait leurs fonctions. Le remède a donné du ton, de la force aux nerfs, aux muscles, aux viscères ; les agents capables de produire cet effet s'appellent *toniques*.

» La gentiane en est un type parfait ; elle n'agit que par un principe amer pur. D'autres, comme la camomille, l'absinthe, sont à la fois toniques et excitants, parce que, au principe amer, ils joignent un aromate.

» Il y a des plantes qui exercent une action tonique d'une espèce particulière, due spécialement à la présence d'un acide, ou le plus souvent à celle du tannin, comme dans l'écorce de chêne ; ce sont des *toniques astringents*.

» A l'extérieur, ils resserrent les fibres et peuvent ainsi s'opposer aux hémorragies et aux écoulements morbides provenant d'un relâchement des tissus ; ils préviennent ou diminuent l'inflammation en s'opposant à l'afflux du sang.

» A l'intérieur, ils agissent comme anti-putrides, et, une fois mêlés au sang, le rendent plus coagulable, ce qui ex-

(1) *Les Remèdes des champs.*

plique leur utilité dans les hémorragies et les flux de toute nature.

» Personne ne contestait les vertus fébrifuges de la gentiane lorsque le quinquina était inconnu en Europe. Depuis on les a niées absolument. Il n'en est pas moins vrai que la gentiane, administrée en poudre dans du vin, avant l'accès, soit seule, soit unie à l'écorche de chêne ou d'aulne, ce qui vaut encore mieux, guérit parfaitement les fièvres de printemps et d'automne, et même les fièvres paludéennes. Elle offre de plus l'avantage de prévenir ou de guérir également les engorgements de la rate ou du foie et l'état maladif qui persiste trop souvent après ces affections. Aucun tonique n'est plus efficace dans les maladies scrofuleuses (1). »

Les propriétés de la petite centaurée, « se rapprochant beaucoup » de celles de la gentiane, et l'aigremoine, la sanicle, l'argentine, amères, astringentes, ayant les qualités de l'écorce de chêne ou d'aulne, la science explique l'efficacité de la tisane pour la diarrhée, et comme tonique, fébrifuge, etc., etc.

Mais elle est muette sur son rôle calmant ou sédatif.

Quelle plante lui communique cette propriété? Impossible de m'en rendre compte! Aucune ne la possède..... d'après les livres.

Est-elle due à l'action fortifiante qu'elle exerce sur le sang et qui diminue d'autant l'agitation nerveuse?

Ou bien les *propriétés médicales attribuées à l'aigremoine seraient-elles incomplètes, erronées?*

Enfin, peu importe, l'essentiel est qu'elle ait ce privilège, et cela n'est pas douteux; comme elle possède celui d'être un diurétique sans rival et un narcotique puissant

(1) *Les Remèdes des champs.*

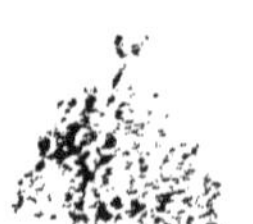

avec la feuille de tussilage (1), malgré le silence des livres sur ces points.

Cela prouve que dans l'analyse de nos plantes il reste beaucoup à faire, bien des mystères sont encore à pénétrer.

VII.

Dans la campagne que j'entreprends témérairement en faveur des simples en général (et en particulier de ceux que je connais), j'ai, comme on voit, de doctes alliés : ils m'ont précédé dans cette voie de justes revendications, j'ai suivi leurs traces... sans le savoir, au début. Et, pour terminer la première partie de mon travail, je ne résiste pas à la tentation de leur emprunter encore plusieurs lignes qui sont une bonne fortune pour moi : elles rendent bien ma pensée, et les auteurs ont une haute autorité !

« Aujourd'hui on néglige trop les simples. On les laisse dans un oubli immérité, ou bien on les abandonne aux empiriques ou aux charlatans. Je n'ignore point que pour justifier ce dédain on a mis en avant les conquêtes de la chimie moderne. Quoi de plus séduisant, en effet, que de remplacer une plante par un de ses principes immédiats d'une activité incontestable sous un faible volume, d'une identité constante, d'un dosage facile, d'une administration commode ?

(1) Dans les ouvrages cités, la feuille de tussilage n'est pas ou est mal appréciée : un seul en parle, c'est pour la recommander « dans la scrofule ou ses complications diverses, soit seule, soit aidée par l'usage du vin de gentiane. »

» S'il en était ainsi, les médicaments végétaux n'auraient plus de raison d'être. Malheureusement l'expérience a démontré qu'on ne saurait attribuer à l'un des principes immédiats d'une plante, quelque actif qu'il soit d'ailleurs, les mêmes propriétés médicales qu'à la plante elle-même.

» Beaucoup de nos plantes indigènes acquerraient un prix élevé aux yeux des malades et des médecins, si elles croissaient sur les Andes ou sur l'Himalaya. Mais l'homme est ainsi fait : il dédaigne ce qu'il voit près de lui, il préconise ce qui vient de loin (1). »

Dans « *Les Remèdes des champs,* » premier volume, du chapitre intitulé : Herborisations pratiques, j'extrais ces réflexions et ces excellents conseils :

« Là où les secours des médecins sont forcément tardifs, où la médecine domestique est le plus souvent la seule à laquelle on ait recours, par suite de routine, de préjugés ou de pénurie, il importe de vulgariser la connaissance des plantes ; il est à souhaiter que chaque maison ait sa petite provision de simples. On en usera avec prudence en attendant le médecin ; on les aura sous la main pour les employer selon les prescriptions.

» Les médecins de notre génération, même ceux des campagnes, négligent malheureusement l'étude de nos végétaux indigènes.

» Beaucoup seraient embarrassés s'il leur fallait dire le nom et les propriétés de plantes vulgaires que leur apporte un paysan ; beaucoup même ne reconnaîtraient pas dans la campagne celles qu'ils prescrivent chaque jour, et dont ils n'ont vu que des fragments dans les bocaux d'une pharmacie. La mode a fait adopter des plantes de l'Inde ou de l'Amérique, dont le seul mérite est d'agir

(1) *Nouveau dictionnaire des plantes médicinales.*

d'une façon plus énergique que celles douées des mêmes vertus sous nos climats. Alors même que nous avions autour de nous des agents aussi énergiques, on a donné la préférence aux produits lointains; puis est venue la médecine chimique, par qui les végétaux ont été relégués au second rang, et même presque entièrement négligés.

» Nous sommes convaincu que, de l'Equateur au 60e degré de latitude, la Providence bienfaisante a placé dans chaque pays toutes les plantes nécessaires à la guérison de nos maladies. Et cependant nous portons à l'étranger des millions pour payer des produits dont nous foulons chaque jour l'équivalent sous nos pas... »

Et dans le second volume, à propos des toniques amers, pour servir d'introduction à l'article relatif à la petite centaurée, le docteur Saffray s'exprime ainsi :

« Les toniques amers agissent spécialement en vertu de leurs principes toniques.

» J'insiste sur leur influence heureuse dans les états de faiblesse générale causés par de mauvaises conditions hygiéniques, le manque d'air, de lumière, de nourriture suffisamment abondante ou variée. Vous savez aussi que dans les maladies chroniques, et pendant la convalescence des maladies aiguës, ils préparent l'organisme à l'action des médicaments spéciaux, ou ajoutent à leurs effets, ou rétablissent l'harmonie des fonctions en augmentant la vitalité des organes. »

Ces appréciations scientifiques viennent à l'appui de ma thèse et de mes observations.

Que dirait l'impartial docteur s'il avait pratiqué le mélange que je me permets, Monsieur le Président, de vous recommander?

SECONDE PARTIE

Des paroles il me faut passer aux faits : Les guérisons dont j'ai été témoin formant le dossier des pièces à conviction, je ne puis me dispenser de vous en donner connaissance.

Si je n'étais guidé, encouragé, par l'espoir, par la persuasion d'être utile, je n'entreprendrais pas cette tâche ingrate, je vous le promets, Monsieur.

Vomissements nerveux, depuis plus de cinq ans, chez une femme de 44 ans ; ils progressaient toujours malgré les soins intelligents d'un docteur qui avait déjà réussi à l'en débarrasser huit ou dix ans auparavant.

Ils cessèrent, pour ne plus jamais revenir, du jour où elle commença la tisane qu'elle continua pendant plusieurs mois pour réparer ses forces épuisées.

Chez une petite fille de 10 ans, combattu avec un succès inespéré les suites très graves d'une *angine couenneuse* ou *diphtérie*, laquelle avait d'abord été soignée avec de la glace par petits morceaux maintenus constamment dans la bouche pendant plus de cinquante heures, jour et nuit, à l'exclusion de toute autre chose (1).

(1) Système du docteur de Grand-Boulogne décrit dans son livre : *Les Petits enfants malades.* (C. Douniol, libraire-éditeur, 29, rue de Tournon, 1864.)

Cette angine, qu'on avait d'abord considérée comme un mal de gorge ordinaire, exerçant ses ravages depuis trois jours, n'avait guère de chances d'être combattue victorieusement par la cautérisation : l'enflure de la bouche ne permettait de l'employer qu'avec une grande difficulté, et l'enfant s'y opposait avec énergie.

Le jeune docteur qui n'avait jamais entendu parler de ce remède ne l'autorisait qu'à son corps défendant ; il ne venait que pour constater l'état du mal, juger les effets du remède : arrêtée immédiatement, l'angine disparut peu à peu.

(Avis pour le prix de M. et de Madame de Saint-Victor.)

Mais de là au rétablissement il y avait loin, la tisane fit le reste.

Large tache noire à l'anus comme si la gangrène y fut, faiblesse extrême, bronchite grave, occasionnée par la médication (suivie d'abord avec grand plaisir par l'enfant, mais qu'on avait trop prolongée dans le doute), la voix, l'ouïe, l'odorat attaqués, la vue difforme, etc.; la tisane remédia à tout.

Ce qu'elle fit rendre de glaires gluants, puants, est inimaginable ! Souvent l'enfant se pâmait, la bouche n'étant pas assez grande pour leur livrer passage, ce qui lui occasionnait d'atroces souffrances.

Six semaines après, conduite à Paris pour ses yeux, le docteur dit que la faiblesse seule en était cause et conseilla du *Quina Laroche* à très faible dose : il produisit une telle irritation à la gorge qu'on dût l'abandonner le second jour et revenir à la tisane qu'elle prit pendant deux mois encore jusqu'à la guérison complète.

Il y a plus de six ans de cela ; l'enfant s'est bien portée depuis, et sa formation s'est faite sans difficulté.

(Sa petite camarade de classe, atteinte après son départ, traitée immédiatement par les moyens usités, finit par succomber après avoir subi la plus terrible des opérations, et lorsque ses parents la croyaient guérie.)

Le docteur avait bien recommandé à la mère de cette petite fille de prendre de grandes précautions; mais, empêchez donc une mère d'embrasser son enfant en danger de mort!...

Le soir du troisième jour, la fièvre la prit, elle avait contracté le mal : l'odeur nauséabonde de l'angine qu'elle avait « dans la gorge et plein le nez » lui causait une grande surexcitation et des craintes trop fondées.

Un premier verre de tisane produisit un peu de calme, deux autres verres dans la nuit (cette nuit, je ne l'oublierai jamais!), et le matin elle était dans son état normal.

Malgré cela, elle en fit usage pendant quelque temps pour avoir la force physique et morale de soigner son enfant jusqu'au bout.

Anémie compliquée d'irritation d'intestins, chez une jeune fille de 15 ans, provoquée par la perte d'appétit dissimulée depuis plus de six mois, et ayant malgré cela continué ses études.

Sa faiblesse était si grande qu'elle ne pouvait faire un pas sans être aidée; une fièvre typhoïde était à craindre.

N'ayant jamais pu supporter ni fer ni quinquina, et les vins fortifiants étant trop excitants et trop échauffants, la maladie eût été de longue durée.

Avec la tisane l'appétit revint, et les forces, rétablies peu à peu, permirent plus tard l'usage de vins toniques.

Et lorsque, après, l'appétit venait à manquer, la tisane, pendant trois ou quatre jours, y remédiait.

Un pensionnaire d'un lycée de Paris avait contracté une

diarrhée chronique en prenant des pilules ferrugineuses pour traiter un peu d'anémie : après plusieurs mois de soins en vain, on le renvoya à ses parents. Malgré le bismuth et un régime sévère prescrit par le docteur, la diarrhée continuait, les forces s'épuisaient, et une toux de mauvais augure compliquait la situation. Le tout disparut peu à peu sous l'influence exclusive de la tisane.

Un homme de 48 à 50 ans s'était fait de graves brûlures aux mains dans l'incendie d'une voiture pleine de marchandises, dans laquelle il se trouvait avec une femme de 80 ans ; le danger couru par l'octogénaire, l'émotion ressentie, les souffrances endurées, avaient frappé son imagination. Potions, purges n'apportaient aucun soulagement, le teint jaune persistait.

L'état général, au moral comme au physique, faisait craindre de sérieuses complications.

La tisane écarta immédiatement tout danger, et après cinq ou six jours amena la guérison.

Fièvre de Madagascar chez un capitaine au long cours. Il fallait pour l'arrêter une telle dose de sulfate de quinine, et il en ressentait si longtemps les effets, qu'il préférait subir ses accès sans la soigner. Plusieurs fois, dans des cas très graves, il eut recours à la tisane ; elle agissait promptement, coupait la fièvre, ramenait le sommeil, l'appétit, et fortifiait l'estomac au lieu de le délibiter.

Grande faiblesse, hypocondrie, névralgie très douloureuse dans la bouche, affection scorbutique, engorgement des ganglions du cou, digestions laborieuses, constipation, insomnie, étourdissements, la nuit sang bourdonnant violemment aux oreilles, menaces continuelles de congestion au cerveau chez un homme de 48 ans.

(Cet état maladif avait pour cause première l'absorption, à l'âge de 20 ans, de ferrugineux à forte dose, puis l'emploi de poisons pour combattre leurs ravages.)

Le tonique le plus faible, tout vin fortifiant augmentaient l'insomnie; trop pauvre de sang, l'estomac trop débilité pour employer les sangsues, saignées ou purges qui auraient débarrassé momentanément le cerveau, les fibres du cerveau trop impressionnables pour avoir recours aux fortifiants dont le sang et l'estomac avaient un pressant besoin, c'était se débattre dans un cercle sans issue.

La Faculté se trouvait impuissante; la tisane ne le fut pas : elle fortifia le système nerveux, procura le sommeil, l'appétit, de bonnes digestions, rétablit les forces, dégagea le cerveau; l'espèce de voile enveloppant la tête tout entière se retira peu à peu; la vue, très fatiguée, revint comme elle était vingt ans auparavant, la bouche se nettoya, etc.

Le travail intellectuel, arrêté depuis plusieurs années, reprit; interrompu de nouveau quand on cessait la tisane, avec elle il reparaissait aussitôt, et les idées noires étaient remplacées par une satisfaction intérieure dont le caractère recevait l'empreinte; le changement était subit, on ne doutait de rien après avoir douté de tout.

Chaque fois que les menaces de congestion se faisaient sentir, la tisane les éloignait instantanément; il en était de même de la névralgie de la bouche.

Ces effets se sont produits pendant plusieurs années; et après quatre ans se produisent encore, quand, après un intervalle de quatre ou cinq semaines, on s'y remet pendant cinq ou six jours, à dose réduite des trois quarts. Cela prouve que, *contrairement aux autres remèdes, le corps ne s'y habitue pas.*

Petite fille de 4 à 5 ans : violents maux de tête, forte

fièvre depuis plusieurs jours; le docteur n'ordonnait rien ou peu de chose, il attendait probablement qu'une maladie se déclarât.

En cinq ou six jours, par très petite quantité à cause de la répugnance de l'enfant et de la faiblesse des parents, la tisane la débarrassa de ses souffrances, et elles ne sont pas revenues depuis.

Chez une vieille demoiselle de 50 ans, inflammation d'intestins au dernier degré soignée en vain pendant longtemps par plusieurs docteurs.

Enflure générale, le cou, la figure étaient énormes; « le ventre était brûlant comme le feu. »

Le traitement fut très long, mais il réussit : la fièvre s'en alla, l'urine, « rouge comme du sang, » contenait de la gravelle en grande quantité; on y associa des bains et des cataplasmes; l'enflure finit par disparaitre, et les forces revinrent.

Rétention d'urine chez un homme de 60 ans, compliquée d'une grande irritation résultant de plusieurs opérations faites en vain d'abord.

Lorsqu'il eut pris de la tisane pendant quatre ou cinq jours les fonctions se firent sans difficulté.

Femme de 70 à 72 ans dans une position désespérée : *forte fièvre* continuelle, absence complète de forces, *hydropisie,* suffocations, pas de sommeil, pouvant à peine prendre du bouillon.

Après avoir employé toutes les ressources de la médecine et de la chirurgie, le médecin, désormais impuissant, avait suspendu ses visites.

Sous l'action de la tisane, l'hydropisie disparut peu à peu, ainsi que la fièvre, l'appétit revint, et au bout d'un mois elle commençait à sortir.

Femme de 48 à 50 ans, dont la maladie, suite d'un épanchement de lait, remontait à vingt ans. Appauvrissement et décomposition du sang, dépérissement des forces, incapable de marcher ni de faire le moindre travail dans le ménage; grave maladie du foie; « le tout aggravé plutôt qu'amélioré par deux saisons de Vichy, en 1875 et 1876. »

Le traitement fut très long à cause des complications résultant de l'âge, et n'amena pas la guérison complète, parce que la malade ne le prolongea pas assez, mais il triompha des inconvénients de l'âge critique, ranima les forces, procura un soulagement bien marqué et un bien-être depuis longtemps inconnu.

Le mari de cette dame, âgé de 50 à 52 ans, ayant un travail de bureau qui lui prenait tous ses instants, sa vie trop sédentaire l'avait aussi très fatigué, et il était atteint d'un tremblement nerveux qui l'aurait amené à ne plus pouvoir écrire ni continuer son service.

Il prit de la tisane pendant toute une année, et il recouvra entièrement la santé sans interrompre son travail.

Tous deux ne tarissent pas d'éloges sur ce système, et ils sont « pleins de reconnaissance envers le modeste, mais incontestable bienfaiteur de l'humanité aux abois : ils lui doivent assez pour aider à rehausser sa mémoire et à contribuer, s'il se peut, à la propagation de sa méthode. »

De Juillet 1881 à Juin 1882.

Guérison de la coqueluche et de ses effets funestes sur cinq enfants pauvres placés dans les conditions hygiéniques les plus mauvaises : logement beaucoup trop petit, très insalubre, adossé à une mare infecte, etc.

Coqueluche venant après une fièvre muqueuse ayant nécessité la présence à l'hôpital du père, de la mère et de tous les enfants successivement.

L'aînée était âgée de 12 ans; elle et deux de ses sœurs furent bientôt guéries; le plus jeune avait 4 mois: ce pauvre petit, élevé au biberon (la fièvre ayant empêché sa mère de l'allaiter), faisait pitié, vrai squelette vivant, il criait, toussait et vomissait jour et nuit!

Et c'était pendant les chaleurs énervantes de juillet.

La tisane trois ou quatre fois par jour, en très petite quantité, lui donna la force de passer ce moment fatal, et aujourd'hui c'est un bien bel enfant.

Sa petite sœur de 7 ans avait les yeux dans un état horrible depuis près de deux mois : remplis de sang, elle voyait clair à peine; craignant qu'elle perdit la vue et n'essayant pas même d'y remédier, les parents étaient désolés.

La tisane produisit l'effet accoutumé, peu à peu elle eût raison de la coqueluche, le teint s'éclaircit, et sans autre médication la vue se rétablit.

Pour tous ces enfants, le médecin n'avait ordonné qu'un changement d'air impossible à effectuer.

Quatre mois après, l'une de ces petites filles, âgée de 5 ans, eut des maux affreux dans la tête, l'humeur coulait de tous côtés; ne pouvant s'appuyer sur son oreiller, privée de sommeil, elle souffrait horriblement.

La tisane seule fit sécher les plaies du bas de la tête si promptement que dix jours après elle retournait à l'école la mine rafraîchie et les forces plus grandes. Les maux qui restaient au sommet ont séché et se sont détachés peu à peu.

Une autre petite fille de 5 ans, affligée de maux pareils, fut guérie de même.

Femme de 60 ans : violente attaque d'anémie pendant les grandes chaleurs, forces nulles, pas d'appétit, digestions pénibles, douleurs intestinales et dans les jambes, beaucoup de gaz, etc.

Le docteur ordonna repos absolu, régime sévère, frictions aux jambes, cataplasmes sur le ventre, etc. Il dit que ce sera très long.

Le peu de médicaments prescrits fut remplacé par la tisane exclusivement.

Le sommeil et l'appétit, suivi de bonnes digestions, revinrent bientôt, ranimèrent les forces, et huit jours après elle vaquait à ses occupations, continuant la tisane pendant une quinzaine de jours encore.

A deux mois d'intervalle, elle eut deux attaques semblables : malgré les appréciations pessimistes du médecin, comme la première fois la tisane seule en eut raison, et depuis elle se porte très bien.

Au mois d'août 1881, étant en voyage, je fus éveillé vers minuit par des cris épouvantables partant de la chambre voisine; c'était une jeune fille de 11 ans qui avait des douleurs de dents tellement vives qu'elles provoquaient des crises nerveuses lui faisant jeter les hauts cris. Les observations de ses parents affolés ne servaient qu'à l'irriter davantage.

En désespoir de cause je lui fis faire de la tisane (seule elle compose ma pharmacie de voyage); ses souffrances cessèrent, elle s'endormit jusqu'au matin.

Une petite fille de 5 ans avait perdu depuis plusieurs mois son appétit, ses fraiches couleurs; elle était tranquille, triste, ne jouait plus. Vomitifs, purgatifs, apéritifs, fortifiants, tout ce que le docteur ordonnait était inutile, l'état maladif augmentait toujours.

Sans nul doute elle était sous l'influence de la fièvre muqueuse ou de la fièvre typhoïde qui sévissaient dans la ville, surtout sur les enfants.

On lui donna de la tisane, sa santé se rétablit.

Elle procura le sommeil, l'appétit à une personne très souffrante, très affectée, à laquelle les calmants ordinaires et extraordinaires n'avaient produit aucun effet : les préparations et les piqûres de morphine occasionnaient un état mixte plus pénible encore que l'insomnie, même avec la toux violente et continuelle qui l'accompagnait.

Rétention d'urine chez un homme de 60 ans, journalier. Il était obligé plusieurs fois par jour d'interrompre son travail, placé loin parfois, pour rentrer chez lui et employer la sonde.

Quand il eut fait usage de la tisane pendant quatre ou cinq jours, ses fonctions se firent naturellement, et avec l'appétit les forces augmentèrent.

Maux d'yeux occasionnés par le sang chez une couturière : prise subitement le soir après son travail de vives douleurs aux yeux, elle les ressentit toute la nuit. Le matin les yeux étaient très rouges, enflés, pleins d'eau et pleuraient continuellement.

Grâce à la tisane elle put travailler toute la journée; ses yeux étaient mieux le soir, le lendemain elle était guérie.

Douleurs identiques, mais accompagnées de fièvre chez deux petites filles : elles souffraient beaucoup et ne pouvaient voir le jour; leurs souffraces furent vite passées.

Six semaines après, la sœur des précédentes fut prise à son tour et guérie de même.

Ces enfants arrivaient du département du Nord où cette affection est très fréquente, dit-on.

Jeune fille de 13 ans : gros rhume, mal de gorge, voix tout à fait couverte. Elle n'en prit que deux fois et se trouva guérie.

Bronchite très grave chez un petit garçon de 2 ans, combattue énergiquement d'abord par des révulsifs externes; plusieurs jours après la toux étant aussi violente et la fièvre aussi forte, avec une grande agitation nerveuse, on remplaça la potion calmante, mais inefficace, par la tisane; le changement fut subit : toux moins sèche, sommeil calme, etc. L'urine devint chargée, « épaisse à couper au couteau; » le danger était écarté.

La fièvre disparut promptement, et trois jours après, malgré la distance et le vent froid, l'heureuse mère venait me montrer son cher malade très gai et en bonne voie de guérison. La toux s'apaisa peu à peu, et les forces ne tardèrent pas à revenir.

Un mois après le bébé eut un gros rhume, sa mère n'hésita pas à employer de nouveau le remède qui avait si bien réussi, et elle obtint très promptement le même résultat.

Jeune femme : forte fièvre depuis deux jours, causée par un violent mal de gorge, cou très rouge, très enflé. La tisane produisit un effet immédiat.

Jeune fille de 15 ans, fraiche et forte, blanchisseuse : anémie subite très grave, chlorose, forte fièvre occasionnées par les émanations de charbon dans une chambre close.

La fièvre avait été arrêtée plusieurs jours avant par le

sulfate de quinine, mais les pâles couleurs subsistaient, et l'appétit était nul comme les forces; la fièvre reparut plus forte, prémices probables de la fièvre typhoïde.

Après un mois de tisane exclusivement, malgré le temps et la saison peu favorables (novembre), elle put reprendre son travail; la fièvre avait été coupée de suite, et avec l'appétit les forces et les couleurs étaient revenues.

Cette tisane rendit de grands services à une jeune fille dont la formation, de 11 à 13 ans, a été très laborieuse; un peu d'anémie, maux de gorge fréquents, accidents nerveux, etc.

Et dernièrement elle hâta la guérison d'une forte fièvre scarlatine; la malade put sortir sans aucun danger le huitième jour, et quatre ou cinq jours après elle reprenait ses études.

Deux petits garçons, atteints de bronchite, avaient une grosse toux qui effrayait d'autant plus leur mère que le croup régnait.

La tisane eut bien vite calmé ses inquiétudes.

Elle a dépuré, rafraichi et fortifié le sang à une jeune fille de 20 ans, au teint blême, qui n'avait pas d'appétit depuis longtemps, et dont les forces dépérissaient chaque jour.

Cinq ou six mois auparavant cette jeune personne avait pris une bouteille de sirop ferrugineux qui avait échauffé le sang et occasionné de grands désagréments.

Jeune fille de 18 ans : anémie à ses débuts, perte d'appétit, grosse toux, vives douleurs dans le dos. Le docteur prescrivit du citrate de fer en boisson, des frictions pour le dos. La toux ayant augmenté, les douleurs ne diminuant pas, et un manque absolu de sommeil étant survenu, la tisane remplaça le fer.

Pour combattre l'insomnie, on fut obligé d'ajouter un peu de feuille de *pas-d'âne;* elle procura l'effet voulu dès le premier jour, et le sommeil continua sans interruption.

Quinze jours après les frictions étaient inutiles; huit jours plus tard, la toux avait entièrement disparu, et l'estomac rattrapait le temps perdu.

Cette tisane agit ensuite comme *vermifuge très énergique.*

Jeune fille de 20 à 22 ans : *faiblesse extrême,* l'estomac ne pouvait rien supporter; médicaments, tisanes, bouillons légers étaient aussitôt rejetés. Cet état durait depuis quelque temps déjà lorsqu'on la soumit au régime de la tisane.

Les vomissements cessèrent, et la faiblesse disparut peu à peu; deux mois après, elle commençait à reprendre son travail.

Jeune fille de 19 ans : névralgie dans la bouche depuis plusieurs mois, vives souffrances de dents la privant de sommeil. Après le premier verre de tisane, elle dormit toute la nuit, ses souffrances se calmèrent comme par enchantement et ne sont pas revenues depuis.

Elle n'en prit pas assez longtemps pour faire disparaître une toux nerveuse ou d'irritation qu'elle avait depuis plusieurs années; mais deux mois après, ayant attrapé la grippe, la tisane lui enleva toux et grippe en quelques jours.

Femme de 55 ans : sang très porté à la tête, figure enflée avec boutons remplis d'eau. En moins de quinze jours la tisane purifia le sang et fit disparaître tous ces désagréments.

Vieillard de 77 ans : refroidissement, violent mal de gorge, grosse toux, voix couverte, surdité ; cela durait depuis plusieurs jours, et malgré tisanes, gargarismes, etc., le mal s'aggravait.

Il prit de la tisane, en peu de temps la tête, la gorge et la poitrine furent débarrassées.

Deux mois après nouveau refroidissement, gros rhume, fortes douleurs de poitrine lui causant de vives appréhensions : elles ne durèrent pas, le premier litre de tisane amena la guérison. Le brave homme est enthousiasmé !

Plusieurs personnes grippées, toux, fièvre, mal de gorge, ont été soulagées immédiatement et guéries en peu de jours.

Forte *coqueluche* depuis cinq ou six jours chez une petite fille de 4 ans sortant d'être malade (ayant encore la fièvre toutes les nuits), et chez son petit frère âgé de 2 ans. La première avait de longues et violentes quintes de toux et vomissait constamment ; la maladie étant à ses débuts, la tisane en triompha bien vite ; le deuxième jour, les vomissements cessaient, la fièvre avait disparu. Depuis l'enfant est très bien portante et a grand appétit.

Le petit garçon fut guéri de suite.

Tout cela a été obtenu par un litre et demi de tisane !

Abcès dans la bouche, coup de sang dans une joue, fluxion énorme, violent mal de tête, souffrances horribles chez une jeune fille.

La tisane éloigna de suite le mal de tête.

La feuille de tussilage pas-d'âne remplaça le bromure prescrit par le docteur et remplit le même but ; l'abcès mûrit sans qu'elle eut la fièvre, et l'appétit ne manqua pas ; le plus difficile était de le satisfaire.

Elle fut si promptement rétablie que tout le monde, le docteur le premier, en était surpris.

Un petit garçon de 8 ans a été guéri en deux jours d'un gros rhume lui donnant un peu de fièvre tous les matins.

Coqueluche depuis près de deux mois chez une petite fille de 5 ans.

Le 23 mars je reçus une lettre dont voici un extrait :

« . . . . . Je vous prie de bien vouloir m'envoyer la recette de votre remède si efficace contre la coqueluche ; ma petite Jeanne souffre de plus en plus de cette vilaine maladie qui ne fait qu'augmenter. . . . . »

Je m'empressai d'adresser le journal contenant la recette et les indications. (*L'Union agricole* d'Eure-et-Loir du 25 décembre 1881.)

Dans une lettre en date du 26, je lisais :

« Nous vous renvoyons votre journal, et je viens au nom de toute la famille vous remercier de cette excellente recette et. . . . . Pour être sincère je vous déclare que depuis que Jeanne en prend il y a beaucoup de mieux ; les quintes sont presque aussi fréquentes, mais elles sont beaucoup moins fortes, et si cela continue notre fillette sera guérie pour Pâques.

» Croyez-le bien, Monsieur, nous serons très heureux d'aller vous remercier, car c'était bien pénible de voir tant souffrir cette pauvre enfant. »

Le 31, je recevais la visite de ce Monsieur. Depuis plusieurs jours, sa petite fille était complétement guérie.

En quatre ou cinq jours la tisane avait opéré ce prodige. Il était aussi surpris qu'enchanté : ancien élève en pharmacie, croyant connaître les propriétés de ces plantes, elles ne lui inspiraient aucune confiance.

Villageoise de 58 à 60 ans, souffrant d'une cataracte à ses débuts.

Fièvre, insomnie, violents maux de tête, tout le sang porté à la figure, grandes souffrances.

Un traitement de dix-huit jours seulement lui fit « beaucoup de bien. » La cataracte suivit son cours sans ce cortège de désagréments.

Le résultat obtenu lui donna le désir de recommencer : il lui fut impossible de se procurer ces simples une seconde fois, le « pharmacien les refusa sans ordonnance ! »

Une jeune femme ayant une *bronchite,* ses deux enfants atteints de *coqueluche* ont été promptement guéris.

Maux d'estomac, petits boutons sous la peau, à la figure, chez une jeune fille de 20 ans.

La tisane fit passer immédiatement les boutons et fortifia l'estomac.

Petite fille de 4 ans : gros rhume depuis une dizaine de jours, forte fièvre depuis trois jours, trois nuits sans sommeil, vomissements, gros boutons dans la figure.

« La tisane lui enleva la fièvre comme avec la main ; elle alla mieux aussitôt qu'elle en eut pris. »

Les boutons disparurent, et elle dormit ; la toux alla toujours en diminuant.

Le quatrième jour, le teint commençait à se colorer, les yeux étaient bons ; le cinquième, l'appétit revenait, elle était guérie.

Coqueluche chez deux petites filles jumelles âgées de 15 mois.

La plus faible, malade depuis une semaine au moins, avait une forte fièvre depuis plusieurs jours, la tisane la fit disparaître immédiatement, et la toux continuelle, surtout la nuit, se calma.

L'estomac ne pouvait rien garder, le lait caillait aussitôt pris et était rejeté; elle le débarrassa de matières grasses, de « flumes » qui l'obstruaient.

L'appétit des deux sœurs revint, les chairs molles se raffermirent, les traits fanés, fatigués, changèrent, la vitalité reprit, à tel point que chacun, dans le village, s'informait du remède employé.

Leur mère eut la preuve que cette tisane était aussi « un très bon vermifuge. »

Un petit garçon de 5 ans, du même village, souffrant affreusement de la coqueluche depuis près de trois mois, fut soulagé de suite.

Jeune fille de 13 ans : grosse toux jour et nuit, chlorose; la toux allait toujours en augmentant, et elle fatiguait de plus en plus, malgré qu'elle eut de l'appétit.

La tisane changea de suite la nature de la toux et la calma peu à peu.

J'avais donné la recette à une bonne sœur garde-malade dans une communauté ayant un nombreux personnel.

Deux mois après je la questionnai à ce sujet : « Cette tisane est très bonne, nous en faisons grand usage aujourd'hui; elle est surtout efficace aux personnes faibles de poitrine. »

(C'est l'immense majorité des malades.)

Je lui répondis qu'une plus longue pratique lui donnerait la preuve qu'elle n'était pas moins favorable aux autres organes.

Femme de 64 ans souffrant depuis bien des années de grands maux de reins.

Dès le premier jour, elle alla mieux; les jours suivants, son urine, « rouge comme du sang, » contenait beaucoup de gravelle. Elle suivit le traitement dix-huit jours, et depuis trois mois elle ne souffre plus.

Je l'ai indiquée à un brave journalier de la campagne, ayant quatre petits enfants à sa charge, pour la deuxième, âgée de 13 ans, très malade d'une rougeole avec fièvre, toux, etc. Quatre jours après, la fillette était guérie : la fièvre et la toux avaient disparu de suite, l'urine était devenue « épaisse, rouge comme du sang; » le bon vieux grand-père me disait : « *C'est parfait bon !* »

Petite fille de 6 ans : état fiévreux, de langueur, à la suite des oreillons; la tranquillité, la tristesse remplaçaient l'amour effréné du jeu; après plusieurs jours de tisane, elle retournait à l'école, n'étant pas la dernière... au jeu.

Sa sœur, un peu plus âgée, ne mangeait plus et fatiguait beaucoup; en moins de huit jours, la tisane y remédia.

Grand mal de gorge chez une femme très forte de 45 à 48 ans : elle se trouva soulagée de suite.

Un employé de l'imprimerie profita des indications fournies par son travail pour guérir (sans permission), en peu de jours, sa petite fille malade de la coqueluche.

A mon tour, je note ce fait sans autorisation.

Elle rendit la santé à une femme de 45 à 50 ans, fatiguée de longue date, qui s'était épuisée à passer les nuits auprès d'une personne malade.

Chez une jeune fille, *forte grippe,* rendue plus sérieuse par une médication erronée les quatre ou cinq premiers jours : fièvre violente, nuits sans sommeil, toux continuelle, suffocations, etc. La tisane eut promptement raison de la fièvre, de l'insomnie, guérit peu à peu la toux, ramena l'appétit et les forces en moins de quinze jours.

Elle était à peine rétablie que sa mère avait la grippe à son tour : fièvre, toux, mal de tête, mal de gorge. La maladie ayant été combattue à ses débuts, la malade se guérit en quelques jours sans suspendre son travail.

Maux d'estomac depuis cinq ou six mois chez un homme de 40 ans; aigreurs après le repas, de l'eau plein la bouche.

Le traitement n'ayant pas été suivi régulièrement, il n'y eut d'amélioration sensible que dix jours après.

Depuis trois semaines, le mieux a toujours progressé; aujourd'hui, la guérison est presque complète.

Petit garçon de 6 ans : Coqueluche depuis plus de quinze jours, forte fièvre. Cet enfant avait de fréquents et sérieux saignements de nez ; n'ayant jamais d'appétit, il était très délicat, ne mangeait que par caprices et des choses peu toniques. Après une semaine de traitement, sa mère me disait : « La fièvre a été arrêtée au coup. Cette tisane l'a rendu gourmand, il mange beaucoup, et depuis il n'a pas saigné du nez. »

Chez sa petite sœur, âgée de 2 ans, la coqueluche, qui n'était qu'à la première période, disparut de suite.

Une petite fille de 5 ans, ayant une toux ancienne, un petit garçon de 18 mois, malade de la coqueluche, ont été soulagés de suite. Après plusieurs jours de traitement, la première était guérie; le bébé toussait moins et ne vomissait plus.

Pendant une nuit de travail très pénible, refroidissements pouvant avoir de sérieuses conséquences; la nuit suivante, forte fièvre, toux sans interruption, suffocations, etc. Deux verres de tisane dans la journée procurèrent un sommeil réparateur, après avoir arrêté la fièvre qui ne dura pas une demi-heure; la toux fut moins fréquente et moins douloureuse.

Femme veuve de 42 ans, souffrante depuis sept ou huit ans : Palpitations de cœur, battements dans la poitrine, étouffements, maux de tête continuels.

Le premier litre de tisane lui procura « un grand soulagement, » dégagea la tête, apaisa les palpitations.

Elle vient de terminer le second litre, chaque jour a amené de l'amélioration.

Homme de 55 à 60 ans, épuisé par la souffrance, le travail et... les médicaments.

Il avait la fièvre tous les soirs et une toux continue qui le fatiguait beaucoup.

Après avoir pris de la tisane pendant un mois, à plusieurs reprises, il me disait : « La fièvre et la toux n'ont pas duré, il y a longtemps que je me suis aussi bien trouvé. »

Douleurs rhumatismales dans les bras et les jambes chez une personne de 65 à 70 ans. Depuis douze jours, souffrances atroces la privant de sommeil, malgré des piqûres ou injections sous la peau, très souvent répétées.

Le premier jour qu'elle prit de la tisane, ses douleurs se sont calmées, elle dormit; le lendemain elle resta levée toute la journée, l'engourdissement des membres avait beaucoup diminué.

Homme de 40 à 45 ans, journalier. Depuis trois jours,

douleurs aiguës dans une oreille et le derrière de la tête; pas de repos. « La nuit dernière, j'ai cru qu'il allait enrager, » me disait sa femme. On apposa un vésicatoire qui ne prit pas.

A quatre heures du soir, étant encore à jeun, il commença la tisane : il dormit toute la nuit; le lendemain matin, l'urine « était rouge comme du sang; » à midi il mangea de très bon appétit, le jour suivant il reprenait son travail.

Femme de 52 à 55 ans : grande faiblesse, fièvre nerveuse, cauchemars affreux toutes les nuits, engorgement du foie, sang glacé, extrémités et figure froides, perte d'appétit, etc.

Plusieurs jours après elle me disait : « La première journée, votre tisane m'a travaillé le côté et le foie sans occasionner de souffrances, elle m'a débarrassée de mes douleurs et m'a procuré un sommeil calme. Elle est très tonique et fortement reconstituante, car mon sang a circulé, s'est réchauffé de suite; j'étais très fatiguée, la mine et les forces sont revenues, j'ai grand appétit, les digestions sont excellentes; et je n'en ai pas pris deux litres! »

J'espère, Monsieur, que ces épreuves, dont je garantis l'authenticité, paraîtront assez concluantes à l'illustre assemblée que vous présidez pour qu'elle veuile charger une Commission de les continuer sur une vaste échelle, afin d'étudier les effets de ces simples par des essais nombreux et suivis.

Veuillez, Monsieur le Président,
recevoir l'assurance de la considération très distinguée
de votre très humble serviteur,

E. BARRIER.

Courville (Eure-et-Loir), 12 juin 1882.

P. S. — J'ai encore une observation à vous communiquer, Monsieur; le sujet qui la provoque entre dans le cadre de ma brochure et vous intéresse en votre qualité de Docteur et de Président de l'Académie de médecine.

Dans la plupart des édifices religieux des campagnes, les lois les plus élémentaires de l'hygiène sont violées, l'air n'y est jamais renouvelé!

Les fenêtres sont closes hermétiquement; une grande porte, à une extrémité, ne s'ouvre que dans les grandes occasions! Une petite latérale, sur laquelle une autre se referme, livre seule passage à l'air et aux fidèles.

Dans les cérémonies funèbres, le cercueil étant placé à l'autre bout, les miasmes doivent séjourner longtemps dans l'église. C'est un danger en temps d'épidémie!

Pendant les grandes chaleurs, la température de nos églises est étouffante, tandis qu'elle pourrait être relativement fraiche.

Je visitais l'été dernier une ile anglaise, Jersey, où se trouvent de nombreuses églises et chapelles catholiques et protestantes; toutes sont pourvues de vasistas établissant un courant d'air à volonté.

Pour les applications de l'hygiène, l'exemple des Anglais est à suivre; pourquoi ne les imiterait-on pas dans cette circonstance?

Je prends la liberté de signaler aussi ces réflexions à Messieurs les Curés des campagnes.

E. B.

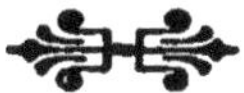

Chartres. — Imprimerie Durand frères.

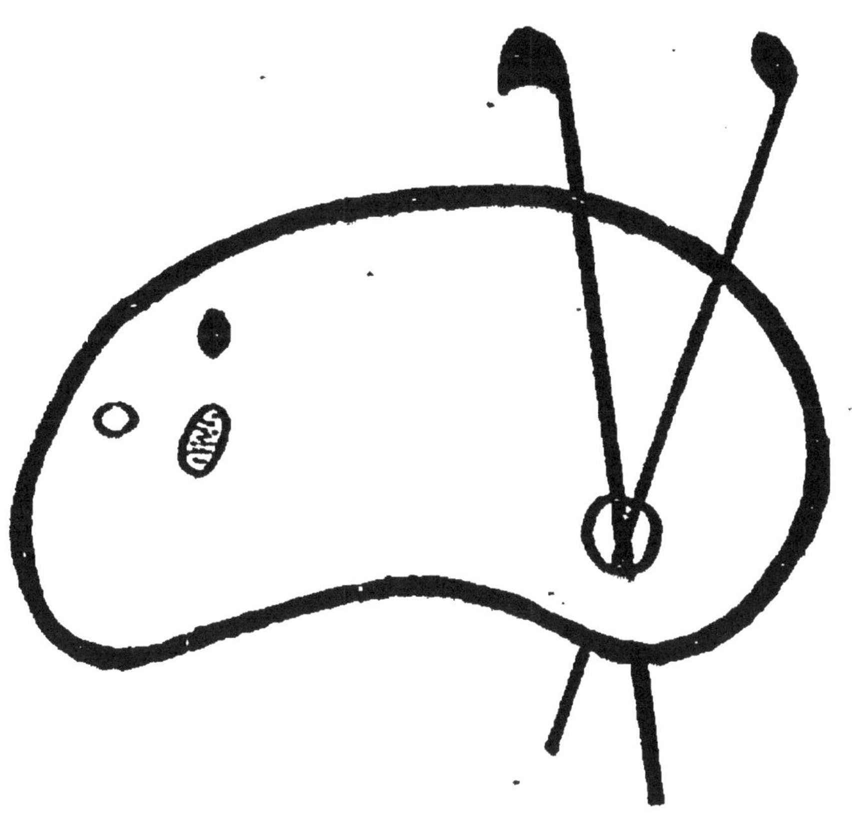

www.ingramcontent.com/pod-product-compliance
Ingram Content Group UK Ltd.
Pitfield, Milton Keynes, MK11 3LW, UK
UKHW021133230726
13926UKWH00002B/772